BAINS DE MER DE G

❀

PRÉCIS

SUR

LES BAINS DE MER;

Par P. Dancy,

OFFICIER DE SANTÉ A GUJAN, MEMBRE CORRESPONDANT DE LA
SOCIÉTÉ ROYALE DE MÉDECINE DE BORDEAUX.

JUILLET 1846.

BORDEAUX,

IMPRIMERIE DE BALARAC-JEUNE

Rue du Temple, 7.

883

PRÉCIS

SUR

LES BAINS DE MER.

BAINS DE MER DE GUJAN.

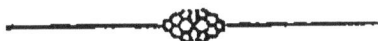

PRÉCIS

SUR

LES BAINS DE MER;

Par P. Dancy,

OFFICIER DE SANTÉ A GUJAN , MEMBRE CORRESPONDANT DE LA
SOCIÉTÉ ROYALE DE MÉDECINE DE BORDEAUX.

JUILLET 1846.

BORDEAUX,

IMPRIMERIE DE BALARAC JEUNE ,
Rue du Temple , 7.

1846

L'ignorance des préceptes sur l'emploi des bains de mer peut les dépouiller de leurs avantages, et même les rendre aussi funestes qu'ils auraient été salutaires.

(BLOT.)

Les remèdes les plus efficaces nuisent d'autant plus quand ils sont employés mal à propos, qu'ils sont plus salutaires quand on s'en sert opportunément.

(VOGEL.)

INTRODUCTION.

———

Dès l'antiquité la plus reculée jusqu'à nous, on s'est tant occupé de
l'efficacité des bains de mer, il existe
sur cet intéressant sujet un si grand
nombre d'écrits remarquables, qu'on
peut dire, sans crainte d'être démenti,
que la science ne saurait presque rien
ajouter à ce qui a été observé par les
différens praticiens sur les effets hygiéniques et thérapeutiques des bains,
ou, pour parler le langage vulgaire,
sur l'incontestable propriété qu'ont

les bains de mer, convenablement
administrés, de conserver la santé,
de pallier et de guérir la multitude
de maladies que l'expérience, ap-
puyée sur le raisonnement, a démontré pouvoir être traitées par ce moyen
agréable.

Ce que je viens d'énoncer est tel-
lement certain, que plusieurs médecins distingués se sont exprimés en
ces termes, touchant l'emploi des
bains de mer : « Cette matière n'est
» susceptible d'aucunes découvertes ;
» il est bien difficile d'en faire sur ce
» qui a toujours été utile. Peu de
» moyens curatifs le sont à un aussi
» haut degré et ont une application si
» générale. En proportionnant même
» la température du bain d'eau de
» mer à la susceptibilité individuelle,
» ils ne sont inférieurs en rien aux
» bains minéraux, et ils auront tou-
» jours sur eux de grands avanta-
» ges. »

Il résulte même d'un état compara-
tif des effets des bains thermaux naturels et des bains de mer froids, fait
en 1844, par M. Godet, médecin-inspecteur, depuis douze ans, des bains
de Dieppe, que des malades qu'on avait
l'habitude d'envoyer à Bonnes et à
Cauterets, n'ont dû leur guérison
qu'aux bains de mer. Il cite plusieurs
cas dignes de la plus grande attention, et il explique que l'expérience a
prouvé dès long-temps la fâcheuse influence des bains thermaux naturels
sur la santé des femmes nerveuses,
car, dit-il, si les bains simples, à une
température plus ou moins rappro-
chée de celle du corps, sont convenables en général dans quelques maladies aiguës, ils sont exclus par les bons
praticiens du traitement de ces maladies chroniques, où le système nerveux, quoique dans un état d'éréthisme (ce mot peut être considéré comme
un synonyme d'*irritation*), n'en est

pas moins tombé dans l'atonie (synonyme de *débilité* , de *faiblesse*) , et ré-
clame, par cela même, des bains froids
et courts. Floyer guérit, par une saison de bains froids , une dame affec-
tée d'une *odontalgie* (douleurs de
dents) avec *rhumatisme*, que les bains
chauds aggravaient toujours.

Mais si , *de tout temps*, les médecins
ont attribué aux bains de mer des
effets salutaires , et les recomman-
daient dans beaucoup de cas maladifs;
si , surtout , à dater de 1770, l'usage
et les effets de l'air marin , de l'eau
et des bains de mer furent signalés au
monde savant dans une foule d'ouvrages *spéciaux* et de recueils *périodi-
ques;* si Buchan , médecin écossais ,
s'est livré à des recherches sur les
bains de mer ; si l'on doit au docteur
S.-G. Vogel le premier ouvrage *ex
professo* qui ait paru en Allemagne
sur les bains de mer, en 1774 ; si ,
après ce premier essai , le docteur Vo-

gel publia, presque chaque année, les résultats de sa pratique médicale sur les bains de mer de Doberan ; si , en 1819, il fit paraître encore un manuel à l'usage des baigneurs , où la partie médicale n'occupe qu'une place secondaire , mais qui renferme néanmoins des notions *fort justes* sur les bains de mer chauds , et donne , sous forme d'énumération , une liste assez complète *des cas où les bains de mer froids ont manifesté leur efficacité* ; si le docteur Neuber a publié *soixante-quatorze* observations recueillies de 1819 à 1821 ; si Maret , de l'académie de Dijon , est *le premier médecin français* qui ait parlé des bains en 1769 ; si le docteur Le François, médecin de Dieppe , soutint , en 1812 , une thèse qui renferme d'excellens préceptes sur les bains de mer ; si , en 1823 , le docteur Mourgué publia un *Journal des bains de mer, ou recherches et observations sur l'usage hygié-*

nique et thérapeutique des bains de mer;
si , en 1825 , le docteur Assegond fit
un *Manuel hygiénique et thérapeutique
des bains de mer ,* qui laisse peu à
désirer; si , en 1828, le docteur Blot
fit paraître un autre *Manuel des bains
de mer;* si, depuis 1828, d'autres praticiens ont publié diverses observations sur l'efficacité des bains de mer;
si , même en 1834 , un médecin très-
instruit a publié *un grand nombre
d'observations* fort remarquables cons-
tatant l'efficacité des bains de mer ,
comment se fait-il que M. Hameau ,
médecin à la Teste , ait dit en 1835 ,
dans ses *Quelques avis sur les bains de
mer,* que les livres de l'art sont presque *silencieux* à leur égard; qu'aucun
médecin n'a fait de traité *ex professo*
sur cette matière, et, considérant sans
doute comme *rien* les beaux et utiles
ouvrages dont j'aurais pu augmenter
la liste sur les effets hygiéniques et
thérapeutiques des bains de mer, il

ait hardiment écrit ces mots : « J'ou-
vre donc la carrière ! » Qu'on lise la
page 13 des *Quelques avis sur les bains
de mer*, et l'on y trouvera, en effet,
cet incroyable langage. Ne paraîtra-
t-il pas au moins bien étonnant à tout
homme doué *du plus gros bon sens*,
que M. Hameau ait réellement pu
penser un instant être en quelque
sorte le *premier médecin* qui se soit
sérieusement occupé *des effets des bains
de mer, des cas particuliers* auxquels
ils peuvent convenir, d'avoir enfin
annoncé avec une apparente ingé-
nuité qu'à cet égard *il ouvrait la carrière*, alors, au contraire, qu'il n'a
que *très-faiblement* indiqué, ou que
rappelé *fort inexactement,* ce que beaucoup d'autres médecins avaient dit
long-temps avant lui d'une manière
par conséquent à la fois *plus complète,
plus pratique et plus scientifiquement
vraie*, qu'on me passe cette expres-
sion, car, dans les *Quelques avis* de

M. Hameau *sur les bains de mer*, de même que dans les *Quelques notions sur les bains de mer*, par **M.** Lalesque, insérées dans le *Bulletin Médical de Bordeaux* des mois de juillet et août 1835, j'ai remarqué des omissions qu'il importe de relever, et des erreurs graves qu'il est indispensable de signaler, ce qui doit être considéré comme *un premier motif déterminant de mon Précis sur les bains de mer.*

Le second motif qui m'a engagé à publier cet écrit, c'est que les bains de mer pris à Gujan, où, sous le rapport de l'eau, ils sont les mèmes qu'à Arcachon, quant à leurs effets *hygiéniques* et *thérapeutiques*, offrent néanmoins quelques avantages particuliers de *situation* qu'il est utile de faire connaître. Je dirai que, *même sous le rapport de l'eau*, qui du reste est sans aucun mélange *d'eau douce*, ils sont plus convenables, car, pris *sur le bord de la plage, dans les basses marées*, ils sont *presque tièdes*, et, un peu plus avant, ils sont frais, tandis que, dans le canal si commode que j'ai fait pratiquer, ils sont réellement froids. Ces faits faciles à vérifier sont irréfragables. On comprendra par là les puissans avantages que la thérapeutique peut en retirer.

Dans les hautes marées, on obtient les mêmes résultats si l'on prend le bain avant la pleine mer, car, au moment de la pleine mer, la température de l'eau est, à peu de chose près, la même sur toute l'étendue de la plage. Le bain, dans ce cas, est frais ou *froid partout*.

Ainsi, on le voit, par ce simple exposé, on peut, à Gujan, alors même que le temps n'est pas très-beau, arriver au bain froid par *gradation*, comme on peut prendre le bain froid *immédiatement*. Toutefois, j'ajouterai que très-probablement, l'année prochaine, des bains *chauds particu-*

liers seront établis près du rivage.

Enfin, propriétaire d'une passerelle que j'ai fait construire dans le but de faciliter l'accès des bains de mer sur une belle plage sablonneuse, j'eusse, ce me semble, méconnu mes devoirs comme médecin de l'établissement, dont la surveillance exclusive m'appartient à si juste titre, cela se comprend, si je n'avais tracé aux nombreux baigneurs qui viennent à Gujan depuis deux ans, époque d'où date la construction de la passerelle, les règles qu'il convient de suivre dans l'emploi des bains de mer, et indiqué les cas dans lesquels ils sont utiles ou nuisibles. Je n'ai assurément pas besoin de dire que ce petit ouvrage, quoique particulièrement destiné *aux baigneurs de Gujan*, ne sera pas moins profitable aux baigneurs des autres localités.

Les auteurs qui ont écrit sur les bains de mer seront les sources pures où je puiserai les matériaux de mon *Précis*. Je ne ferai donc rien de nouveau, et, comme l'a dit un médecin lorsqu'il publia son *Manuel sur les bains de mer*, on ne trouvera ici qu'une réunion d'idées connues, mais qui formeront un ensemble régulier et intéressant, où, toutefois, les faits de ma pratique seront confondus.

Je n'ai pourtant pas la prétention de dispenser les baigneurs, au moyen de ce manuel, de consulter un médecin sur les bains qu'il convient de prendre, sur leur nombre, sur leur durée, etc., etc., selon la maladie, le sexe, l'âge, les constitutions individuelles, les susceptibilités, et différentes causes que les baigneurs ne sauraient apprécier, car je soutiens même que, *principalement dans le début, l'intervention médicale est absolument nécessaire*.

Voilà précisément pourquoi M. Godet, médecin-inspecteur des bains de

Dieppe, qui a fait paraître en 1844 la troisième édition de ses précieuses *Recherches sur l'usage et les effets hygiéniques et thérapeutiques des bains de mer*, observe que, généralement, les individus qui n'ont retiré aucun *soulagement* des bains de mer, et que ceux qui n'en ont ressenti que des effets *nuisibles*, n'avaient point eu recours à un homme de l'art dans *l'emploi des bains de mer*. Il ajoute que ceux qui ont souffert de cet emploi lui ont souvent attribué ce qui était le fait de l'application *peu judicieuse du moyen*.

Il suit donc bien évidemment de là, que mon *Précis ou manuel sur les bains de mer* ne saurait, dans la plupart des cas, *suffire* aux baigneurs; mais il leur sera constamment d'un grand secours, surtout après l'avis d'un médecin qui s'occupe *spécialement* de la matière dont il s'agit.

D'où une autre conséquence non

moins essentielle et que je dois dire dans l'intérêt de la science et de l'humanité souffrante : c'est que MM. les médecins qui envoient leurs malades aux bains de mer, devraient les nantir d'une note *sur la maladie de chacun des baigneurs et sur les effets des remèdes employés*.

Cette note *très-succincte* serait sans doute un petit travail pour mes honorables confrères ; mais son résultat serait *immense*, et dès lors ils se trouveraient amplement dédommagés : car ils seraient sûrs que leurs malades seraient *examinés, dirigés, surveillés*, et, lorsqu'il le faudrait, *traités*, non seulement avec la plus scrupuleuse attention, mais avec *parfaite connaissance*, par le médecin avec lequel, dès leur arrivée, ils se seraient mis ainsi en rapport, tandis que nous voyons les malades qui *auraient besoin de conseils*, venir aux bains chaque année, et se conduire, au

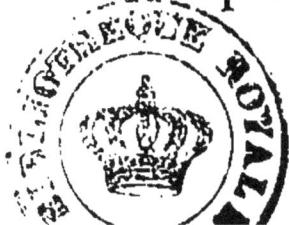

contraire, le plus souvent d'après leur propre caprice. Or, cet état de choses est d'autant plus déplorable , qu'il résulte des effets *très-nuisibles* de l'usage inconsidéré des bains qui , *rationnellement* et *médicalement* administrés, auraient été *éminemment salutaires.* Aussi trouve-t-on dans A. Clarke ces paroles : « Dans un pays où les bains » de mer sont employés indistincte- » ment et sans prendre conseil , il est » nécessaire de faire connaître au pu- » blic la série de conséquences graves » qui proviennent naturellement de » cette pratique inconsidérée et im- » prudente. »

Puisse mon *avertissement* aux malades qui demandent sincèrement leur guérison à l'eau de mer , être pris par eux en très-grande considération , car ils ne sauraient le dédaigner impunément ! Mais puisse surtout se réaliser le désir que j'ai exprimé de voir MM. les médecins s'imposer en quel-

que sorte l'obligation de munir chacun
de leurs malades de la petite note médicale dont j'ai ci-avant parlé, et dont
la haute importance est incontestable !

Je fais donc avec confiance un appel
aux sentimens généreux de mes honorables confrères, et je ne crois pas
trop présumer de leur amour pour la
science, en disant qu'ils y répondront
tous.

Dans un manuel sur les bains de
mer, qui doit être le plus *compréhen-*
sible des livres, il convient de parler
des choses ci-après : 1° de l'influence
de l'air sur la santé des baigneurs
dans l'intérieur du pays, lorsqu'ils
n'habitent pas constamment sur les
bords du rivage de la mer ; 2° de l'eau
employée comme boisson ; 3° de l'influence de l'air et du séjour sur le
rivage de la mer ; 4° de l'usage intérieur de l'eau de mer ; 5° des bains
de mer considérés comme moyen hy-

giénique ; 6° des précautions avant ,
pendant et après les bains de mer ;
7° des effets *primitifs* et de *réaction* des
bains de mer et de leurs effets *secon-*
daires ; 8° des règles hygiéniques et du
régime des baigneurs ; 9° des maladies dans lesquelles les bains de mer
sont utiles et de celles auxquelles ils
sont nuisibles ; 10° des bains de mer
chauds ou tièdes et de l'arénation ,
(bains de sable).

Conformément à l'intitulé de ce
petit ouvrage , je serai aussi bref que
possible , car chacun de ses chapitres
comporterait la matière d'un gros
volume , mais je ne dois pas oublier
que j'écris *pour toutes les intelligences,*
et pour des personnes auxquelles il
faut *beaucoup apprendre en peu de*
temps.

1° **De l'influence de l'air sur la santé des baigneurs dans l'intérieur du pays.**

᪥

Les personnes qui viennent à Gujan prendre des bains de mer ne peuvent se loger que dans l'intérieur du pays, puisqu'il n'y a point de maisons sur le bord de la plage sablonneuse où l'on se baigne si agréablement ; et je dirai, quand il en sera temps, les *avantages* qui résultent, pour les baigneurs, de la courte promenade qu'ils sont ainsi forcément obligés de faire pour se rendre au bain.

La commune de Gujan, d'une population d'environ deux mille cinq cents âmes, est bien cultivée. Sa position *champêtro-nautique*, si riante et si belle, plaît au premier abord et toujours; la vue s'étend dans tous les sens, et ne rencontre partout que des objets capables à la fois d'attirer l'attention et de distraire. Des bois, des champs, des prés, des vignes peu élevées, le magnifique bassin d'Arcachon, que sillonnent de nombreuses barques de pêcheurs, voilà ce qui, à Gujan, s'offre tout-à-coup aux regards curieux de l'homme véritablement étonné d'un si imposant et si riche tableau de la nature, dont il est facile d'apprécier la salutaire influence sur l'esprit inquiet des malades et des personnes dont la santé est chancelante.

On comprendra tout de suite, par ces quelques lignes, que l'air de Gujan est *hygiénique,* qu'il est *bon ;* d'autant plus que dans cette commune, où les habitans sont généralement si robustes, où la végétation est si vigoureuse, il n'y a aucune trace de marécages, il n'existe aucune maladie contagieuse ni endémique (maladies particulières à certains pays). Mais, dès lors, on comprendra bien plus facilement encore, sans que je l'explique, l'action *bienfaisante* que doit exercer *l'air* sur la santé des personnes dans un pays *si richement doté par la nature.*

Ainsi, les baigneurs qui viendront s'établir à Gujan s'y trouveront *parfaitement* sous le rapport de l'air, qui est l'aliment de la vie, disaient les anciens. Ce point important prouvé, sur lequel, d'ailleurs, j'aurai occasion de revenir, je passe à un autre, qui ne l'est pas moins.

✤

2º De l'eau employée comme boisson.

✤

L'immense utilité de ce liquide est

démontrée par la profusion avec laquelle il a été prodigué. Aussi, pendant bien des siècles, l'homme n'avait pas d'autre boisson, soit pour étancher sa soif, effet de ses travaux plus ou moins pénibles, soit après l'ingestion des alimens, car le vin et les autres liqueurs fermentées ne sont venues qu'avec la civilisation.

Si l'air que nous respirons produit sur notre organisme une influence d'autant plus salutaire qu'il est plus pur, l'eau ingérée dans l'estomac a besoin, pour donner lieu au même résultat, de posséder toutes les propriétés que la science et l'expérience lui ont assignées depuis long-temps.

Eh bien! et j'ai hâte de l'annoncer aux baigneurs, parce que ce point les intéresse vivement, les eaux de plusieurs puits de Gujan, au bourg, sont excellentes; elles réunissent toutes les qualités *désirables*. C'est ce qu'ont révélé les réactifs auxquels elles ont été récemment soumises par M. Chantelat, homme instruit et modeste ; elles possèdent, a-t-il écrit lui-même, les qualités *des meilleures eaux de Bordeaux*. Bien que je n'aie ni examiné ni fait examiner les eaux des différens puits de la commune, je suis porté à croire qu'elles sont aussi généralement très-bonnes.

⁂

3° De l'influence de l'air et du séjour sur le rivage de la mer.

⁂

Nul doute que l'air maritime, surtout lorsqu'il est aidé des bains de mer, ne soit peut-être le meilleur moyen de prévenir la plupart des maladies qui ont pour causes les variations de la température, le séjour prolongé dans une atmosphère humide et viciée par des émanations impures.

L'air maritime, ce stimulant des forces digestives, porté dans la poitrine, imprime au sang la vitalité qui lui manque, et son contact avec la peau redonne du ton à celle-ci, et active ses fonctions. « Il convient, dit » Tourtelle, aux personnes d'une cons-» titution pituiteuse, dont la fibre est » molle, inerte et imbibée d'une sé-» rosité abondante; il est utile à tous » ceux affectés de *cachexies* (état dans » lequel toute l'habitude du corps est » manifestement altérée, ce qui pro-» vient d'un vice *scorbutique*, *cancé-* » *reux* ou *vénérien*, etc.), d'humeurs » froides (écrouelles), en un mot dans » tous les cas d'étiolement, c'est-à-» dire dans toutes les affections ca-» ractérisées par la pâleur, la fai-» blesse, la sensation habituelle du » froid et la lenteur des mouvemens. » L'air maritime exerce une salutaire influence dans tous les désordres de l'estomac qui se lient à un état de faiblesse, et dans la plupart des maladies nerveuses si nombreuses et si variées. Il n'est pas moins utile dans les hydropisies, dans les leucophlegmasies (gonflement flatueux de tout le corps).

On voit tous les jours, observe un praticien, des enfans, des adultes, des jeunes personnes chlorotiques (affectées de pâles couleurs), des vieillards affaiblis par l'âge, acquérir, après un séjour, même de courte durée, sur la plage, un degré de force et d'énergie qu'on aurait vainement attendu de tout autre moyen. Il est très-salutaire dans les affections du foie (dans l'*ictère* ou jaunisse), dans les lésions des autres viscères de l'abdomen (bas-ventre), et particulièrement dans celles de la vessie. J'ai connu un Anglais, dit un autre praticien, très-sujet à de violentes douleurs néphrétiques (douleurs des reins) qu'on attribuait à des calculs rénaux (corps étrangers inorganiques), qui cessait de souffrir dès qu'il habitait les côtes maritimes.

Le bain *d'air*, dit Godet, secondé par l'exercice, doit être considéré comme un auxiliaire puissant du bain de mer. Ce bain serait utile dans bien des cas, ajoute Blot; son action, trop peu remarquée, mériterait de l'être davantage. Il pourrait remplacer celui de mer chez les personnes qui ne peuvent le prendre par délicatesse de constitution. Ce bain se prend déshabillé.

Mais si l'air maritime, si principalement le séjour sur le rivage de la mer est utile, indispensable dans une multitude de maladies dont l'énumération complète serait oiseuse ici, il en est beaucoup aussi, il faut en convenir, même parmi celles-ci, que ce séjour aggrave, *et qui nécessitent*

pourtant les bains de mer. J'ajouterai qu'il est, en outre, un fort grand
nombre de personnes auxquelles il
doit suffire de rester sur le rivage,
seulement pendant la durée des bains,
car elles ne sauraient, sans danger,
y passer quelques heures, surtout si,
comme il arrive quelquefois, le vent
souffle avec violence. D'où il est *rationnel et médical* de conclure qu'il est in-
finiment *préférable*, pour tous les baigneurs, quels qu'ils soient et quelles
que soient leurs maladies, d'habiter
dans l'intérieur des terres, dans une
commune *bien aérée et salubre, voisine
du rivage de la mer*, car, placés ainsi
à une distance *peu éloignée* du rivage,
ceux auxquels l'air maritime est plus
particulièrement recommandé pourront, quand ils le voudront, et tant
qu'il ne leur sera pas *nuisible*, l'aller
respirer *en se promenant journelle-
ment* sur la plage, *le plus de temps
possible*, et je n'ai pas besoin de dire

que cet exercice si léger et si *salutaire* leur deviendra par là même très-agréable. D'un autre côté , en rentrant chez eux, en parcourant le village où ils auront fixé leur demeure, que de fois ils seront amusés, distraits ! Puis un air plus doux , mais non moins bon, même pour eux dans ce moment, quoique moins vif, portera dans leur esprit , dans tout leur être , le calme et le repos qu'exigera, dans certaines circonstances , une agitation trop forte, résultant du séjour imprudemment prolongé sur le rivage.

Or , je le dis avec autant de vérité que de satisfaction , le joli village de Gujan est le plus heureusement situé pour la santé des baigneurs et la guérison de leurs maladies; tout ce qui est nécessaire pour une alimentation saine et nutritive s'y trouve : l'air y est bon , l'eau de première qualité , et il est très-peu distant de la passerelle, qui conduit à une magnifique plage sablonneuse où l'on prend des bains de mer.

Outre les circonstances nombreuses que tout lecteur judicieux peut pressentir maintenant, qui nécessitent que les baigneurs auxquels on avait prescrit le séjour sur le rivage de la mer, soient envoyés, pendant un temps plus ou moins long, dans l'intérieur des terres , voici quelques cas particuliers que je crois devoir relater :

« Et d'abord , dit Godet, on com-
» prend comment l'action stimulante
» de l'air de la mer peut se montrer
» capable de favoriser l'explosion de
» certains cas morbides chez les en-
» fans, et comment son *modus agendi*
» peut faire passer ces jeunes sujets de
» l'état de prédisposition à l'état de
» maladie.

» Il faut éloigner de l'air de la mer
» les affections chroniques avec séche-
» resse et irritabilité des membranes
» de la peau.

» Quelques femmes maigres , de
» poitrine délicate et irritable , qui
» ont été fortement éprouvées par une
» *grippe* épidémique ou qui sont nées
» dans le midi de l'Europe , se trou-
» vent *irritées* par l'air de la mer, tout
» en se fortifiant sous le point de vue
» de la santé générale.

» D'autres femmes , qui ont l'ha-
» bitude de tousser et de souffrir de
» la poitrine, qui ont eu de petites hé-
» moptysies (crachemens de sang),
» dont la susceptibilité sous ces deux
» rapports est encore entretenue par
» une cause héréditaire, sont émi-
» nemment sensibles à l'influence de
» l'air marin.

» Les bords de la mer donnent lieu,
» chez quelques femmes douées d'une
» forte constitution et d'un tempéra-
» ment sanguin prononcé, à des mou-
» vemens congestionnaires du sang
» vers les organes encéphaliques (cer-
» veau, cervelet, etc.) et circulatoires.

» L'inertie de la peau de certaines
» chlorotiques (affectées de pàles cou-
» leurs) les rend accessibles au dernier
» point à l'impression de l'air qui
» règne sur les côtes ; d'où des coli-
» ques et la diarrhée chez quelques
» sujets. Quelques femmes perdent
» leur sommeil ; d'autres voient s'en-
» dolorir leurs dents. Il en est qui se
» mettent à souffrir d'une excitation
» particulière de la tête. Ici on ob-
» serve des étourdissemens , là de fré-
» quens enrouemens. Une dame ,
» après dix jours d'habitation sur le
» bord de la mer, subit une sorte de
» mal de mer.

» Une demoiselle d'àge mùr eut ,
» la première année de son habitation
» à Dieppe , une névrose de l'organe
» de l'ouïe ; la seconde une gastralgie
» (douleur nerveuse de l'estomac), et
» la troisième une sorte de mal de
» gorge , avec sécheresse buccale (sé-
» cheresse de la bouche) , fatigue à

» parler, gêne à dégluter (à avaler),
» besoin incessant d'avaler sa salive,
» et pourtant état normal de la mu-
» queuse gutturale. »

Je pourrais encore citer beaucoup d'autres cas qui corroborent mon opinion sur la salutaire influence du séjour dans l'intérieur d'un pays voisin de la mer, ainsi que je l'ai expliqué. Il est positif que les baigneurs qui s'y logeront n'auront point à redouter les effets souvent *nuisibles* qu'une habitation *constante* sur les bords de la mer fait naître, et qu'ils jouiront de tous les bénéfices qui peuvent résulter des bains.

❧

4° De l'usage intérieur de l'eau de mer.

❧

L'eau de mer doit être puisée aussi

oin que possible du rivage, et il est
récessaire de la laisser repòser pendant un jour avant d'en boire, car
elle s'épure ainsi d'elle-même, et le
sable qu'elle contient se précipite. On
pourrait la placer dans un vase auquel on pratiquerait, près de la partie
inférieure, une petite ouverture, pour
en tirer le liquide dont le goût désa-
gréable serait alors beaucoup moins
sensible.

L'eau de mer est un laxatif (remède
qui purge) doux; elle convient aux
personnes habituellement constipées,
ou qui le sont devenues sous l'influence des premiers bains ; à celles
auxquelles ils ont occasionné des congestions encéphaliques ; à celles qui
souffrent des hémorroïdes ; aux individus affectés de maladies de la peau,
aux jeunes filles chlorotiques, et surtout aux enfans scrofuleux ; dans les
obstructions récentes des viscères, des
glandes intestinales et mésentériques.

Elle est utile dans l'ictère (jaunisse), et dans toutes les circonstances où les voies digestives ont besoin d'être *tonifiées*.

On l'emploie avec succès dans les affections vermineuses, *quoique accompagnées de fièvres*, car la présence des vers peut *souvent y donner lieu*. C'est donc à tort que M. Hameau ne la prescrit que *hors le cas de fièvre*. Je suis même persuadé que si l'eau de mer était ordonnée intérieurement à *presque tous les baigneurs*, on en obtiendrait de grands résultats, des résultats *inespérés, imprévus* ; mais, dans la plupart des cas, il faudrait user de beaucoup de prudence.

Quel médecin ne sait qu'il n'y a pas de maladie que la présence des vers ne puisse simuler ? Le savant auteur de la *Faune des médecins* observe que « la correspondance qu'ont l'estomac » et les intestins avec toutes les au- » tres parties du corps, détermine

» fréquemment les symptômes spas-
» modiques les plus violens dans cel-
» les de ces parties qui sont souvent
» le plus éloignées du siége de l'ir-
» ritation, et les désordres les plus
» graves dans l'économie tout entière.
» L'on voit tous les jours, continue
» ce médecin célèbre, l'affection ver-
» mineuse simuler l'épilepsie, la ca-
» talepsie, l'arthritis, le tétanos mê-
» me, la chlorose ; se présenter sous
» la forme d'une aphonie, d'une
» claudication ou d'un cauchemar.
» L'illustre professeur Dumas, de
» Montpellier, racontait dans ses
» cours que, chez une demoiselle qui
» se plaignait d'une douleur très-
» vive à *l'épaule*, il présuma l'exis-
» tence des vers, d'après la dilatation
» de la pupille, et obtint la guérison
» à l'aide des anthelmintiques, etc.,
» etc., etc. »
Ainsi donc, principalement dans
toute maladie rare et anormale, tou-

bon praticien aura raison de commencer l'examen des causes, en demandant au malade s'il a été observé chez lui quelque indice de vers , et le traitement sera réglé en conséquence, c'est-à-dire que l'on prescrira l'usage intérieur de l'eau de mer , concurremment avec les bains.

Les adultes prendront un verre et demi à trois verres d'eau de mer par jour , pour procurer des garde-robes. Un verre est nécessaire aux jeunes gens ; les enfans sont relâchés avec deux ou quatre cuillerées. En Angleterre , l'eau de mer se donne à une quantité qui va de quatre onces à une livre par jour. On est quelquefois obligé d'en affaiblir l'action, en la mélangeant à de l'eau de riz , d'orge et de guimauve , etc., ou même à du lait.

Un demi-lavement , gardé pendant quelques minutes , est un évacuant presque toujours sûr des voies intesinales. L'eau de mer est aussi employée en lotions , en injections , en louches , etc., dans plusieurs cas.

※

5° Des bains de mer considérés comme moyen hygiénique.

※

Un fait qui confirme pleinement notre opinion sur l'utilité des bains de mer appliqués à la conservation de la santé et à son retablissement , a dit Assegond , c'est le passage d'un état faible et langoureux à une santé vigoureuse et fleurie , qui s'opère quelquefois avec tant de rapidité, pendant e court espace de temps qu'on prend es bains de mer. Il y aurait un long hapitre à faire à ce sujet ; il doit me uffire de dire que les bains de mer ettoient la peau , rendent le corps ispos, agile, excitent vivement l'appétit , régularisent nos fonctions , exercent , en un mot , une salutaire influence sur tout notre organisme. Les bains de mer tiennent donc un rang distingué parmi les moyens hygiéniques.

᪾

6° Des précautions avant, pendant et après les bains de mer.

᪾

Je dois d'abord signaler une erreur grave qu'a commise M. Lalesque. Cet honorable confrère a dit , après Blot, que l'homme robuste peut se plonger dans le bain autant de fois par jour que cela lui convient. Il serait bien imprudent, dans la plupart des cas , de suivre un pareil précepte.

« Godet fait remarquer que ce n'est » pas sans quelque *étonnement* qu'on » voit des personnes *fortement cons-*

» *tituées , et actuellement bien portan-*
» *tes* , qui , après avoir pris quel-
» ques bains en partie de plaisir, res-
» sentent des effets consécutifs, tels
» que céphalalgie (douleur de tête),
» nausées , irritations ou crampes de
» l'estomac , spasmes de l'utérus ,
» retard inaccoutumé de l'époque
» menstruelle , mouvement fébrile ,
» avec assez d'intensité pour qu'el-
» les soient forcées de se refuser ab-
» solument l'agrément qu'elles trou-
» vent dans la pratique des bains de
» mer. Ne semblerait-il pas , ajou-
» te-t-il , que ces effets exagérés des
» bains de mer devraient épargner
» de tels individus , quand le plus
» grand nombre des corps souffrans
» et débilités y échappent , ou du
» moins les présentent à un degré
» peu considérable ? D'où il con-
» clut que les bains de mer , ces
» puissans modificateurs de l'orga-
» nisme , deviennent salutaires , si

» la maladie a créé certaines conve-
» nances chez les individus auxquels
» on les applique , ou nuisibles , si
» cette espèce d'aptitude n'est pas
» offerte à leur action , et il prétend
» que ces différences ne sont pas ra-
» **res** dans d'autres actions thérapeu-
» tiques. Chacun , dit-il encore , a
» pu observer les mêmes faits dans
» les établissemens thermaux , où
» rien n'est plus commun que de
» rencontrer des individus *sains* qui
» boivent les eaux minérales et s'y
» baignent , avec grand dommage
» pour leur santé , à côté de gens
» débilités par les progrès de la ma-
» ladie , et qui , par cela même ,
» supportent les pratiques spécia-
» les des eaux auxquelles ils sont
» soumis , avec impunité et béné-
» fice. »

Ainsi les personnes robustes et qui
sont actuellement bien portantes devront , en général , prendre *un petit*

nombre de bains. Elles en useront comme moyen *hygiénique.*

Le conseil motivé de l'exercice avant le bain froid nous est venu pour la première fois des Anglais, selon l'observation de Godet. Marcard dit : « Il faut opposer aux bains » froids un certain jeu des organes » et une certaine activité de la cir- » culation. » Le docteur P. Faff exprime fort bien aussi cette règle d'hygiène : « Il est très-salutaire que les vaisseaux se trouvent dans une agitation modérée par *de petites promenades*, pour que la réaction puisse devenir plus forte, et il est nuisible d'entrer au bain froid avec la peau refroidie [1]. »

---

[1] S'il y avait à Mestras un service d'*omnibus*, ce quartier si important de la commune de Gujan qui, à cause de son rivage peu agréable de la mer et de son éloignement de la passerelle ne reçoit, tous les ans, que bien peu de baigneurs, profiterait considé-

Avant de se baigner, dit Blot , il
est utile de se garnir les oreilles de
coton huilé , car l'eau salée, en s'in-
troduisant dans les oreilles , pourrait
détériorer l'audition. Godet nous ap-
prend que la surdité augmenta, ou
une otalgie (douleur d'oreille) sé-
vit avec violence , dans des cas où le
coton , mal tassé , en laissa pénétrer
quelques gouttes.

Les femmes feront toujours bien de
ne pas se baigner pendant leur temps
critique, et pourtant il arrive que le
bain augmente quelquefois le flux
menstruel au lieu de le supprimer ,

rablement de l'établissement des bains, puis-
que l'on pourrait loger dans ce quartier un
fort grand nombre de personnes. Que les
habitans de Mestras s'entendent donc à l'effet de transporter les baigneurs , moyennant
une faible rétribution , *seulement* jusque
sur la place du bourg, car il est *avantageux*,
je l'ai déjà expliqué , d'arriver au bain à
pied , à moins qu'il n'y ait *impossibilité absolue* de marcher.

tandis que le plus souvent il est re-
tardé si le bain est pris la veille ou
l'avant-veille de son apparition pré-
sumée. Aucun excès n'est compa-
tible avec le bain, et la plus légère
indispostion doit faire recourir aux
conseils d'un médecin avant de s'y
plonger. Les individus faibles, et la
grande partie des enfans qui mangent
avant le bain, doivent attendre de
deux à quatre heures avant d'y aller.
Il faut s'immerger *entièrement* le plus
tôt possible, en évitant de plonger la
tête la première. C'est, généralement
à la marée montante que l'on doit se
baigner ; mais le bain peut être pris
dans le moment de la pleine mer ; il
peut l'être aussi, et *très-avantageusement*, lorsque la mer se retire. On a
tort de croire qu'il est imprudent de
se baigner pendant la canicule ; les
bains sont, au contraire, particulièrement salutaires alors aux enfans et
aux personnes très-débilitées. Le seul

fait de se baigner de grand matin a été souvent l'occasion de plusieurs accidens.

Bien des personnes restent immobiles dans le bain ; d'autres, au contraire, s'y livrent à des mouvemens violens, désordonnés, fatigans. Ces deux manières dissemblables de prendre les bains ont presque les mêmes inconvéniens ; mais la natation, pourvu qu'elle ne soit pas trop prolongée, est l'exercice le plus utile, le plus avantageux et le plus agréable auquel on puisse se livrer. *Tout est profit* dans ce salutaire exercice, a dit Assegond. Le même auteur ajoute, après Rostan : « Rien n'influe peut-» être à un plus haut degré que le » goût ou la répugnance que l'on a » pour le bain. » Aussi Blot veut-il que l'on rejette le bain qui ne peut être pris sans effroi, car il serait surtout funeste aux enfans. Ce praticien donne le conseil de se baigner en compagnie. Alors, dit-il, la gaîté est générale ; on danse, on rit, on court, on saute, etc ; mais, ainsi que je l'ai observé, il ne faut pas se *fatiguer* par ces divers amusemens.

« Les percussions modérées de l'eau
» de mer, dit Godet, sont un exercice
» salutaire. Les muscles se contrac-
» tent dans un degré proportionnel,
» pour mettre le corps en état d'y ré-
» sister sans être renversé ; cette con-
» dition du corps est une véritable et
» fructueuse gymnastique. Cet état
» moyen des vagues est encore une
» sorte de massage pour les parties
» superficielles engorgées, et con-
» court à en engourdir la sensibilité.
» Comme toutes les frictions, il solli-
» cite les organes d'inhalation de la
» peau.

» Les secousses trop fortes de la
» mer agissent à la manière d'un ex-
» citant trop violent sur les corps dé-
» bilités ou trop jeunes ; elles leur

» causent un sentiment de lassitude
» qui peut aller jusqu'à la courba-
» ture.

» Les chocs trop violens dévelop-
» pent, en outre, de la douleur, à la
» manière des lésions extérieures,
» dans les parties profondément al-
» térées dans leur texture, ou déjà
» exaltées dans leur sensibilité. On
» voit, chez les femmes faibles, la
» vague trop forte produire, en alour-
» dissant la tête et en courbaturant le
» corps, cet état particulier qui ap-
» partient à l'influence sympathique
» du cerveau sur le système innerva-
» teur de l'estomac. Il leur semble
» que cet organe va se soulever,
» comme dans un degré léger de
» nausée. Les vagues trop fortes don-
» nent aussi des douleurs pectorales à
» ceux dont le thorax est étroit, etc. »

L'agitation ordinairement modérée
de l'eau, et sa température sur la
plage sablonneuse de Gujan, offrent

aux baigneurs les conditions désirables.

Généralement, on recommande de
s'essuyer avec des linges secs, non
chauffés, de s'habiller promptement
à la sortie des bains, puis de prendre
un léger exercice en plein air, ou
chez soi, si le temps est contraire. —
Je crois, avec Blot, qu'il est préférable de se couvrir d'un ample vête-
ment de laine, qui, en absorbant
promptement l'humidité, évite la
peine de s'essuyer. Cette pratique,
dit-il, est désavantageuse, en ce qu'elle
refroidit et enlève le principe salé
qu'il n'est pas indifférent de laisser à
la surface du corps. — Se laver les
cheveux avec l'eau simple, après
chaque bain, est une pratique qui
prévient les céphalalgies (douleur de
tête), les rhumatismes, les tics dou-
loureux (contractions convulsives de
certains muscles), les coryzas (vul-
gairement *rhumes de cerveau*), etc.,

chez ceux qui s'y trouvent prédisposés. C'est Godet qui en a fait la remarque.

M. Hameau prétend qu'il est prudent de cesser tous les remèdes quand on use des bains froids. Ce précepte n'est pas rationnel. Assegond et d'autres médecins disent au contraire que l'emploi des bains de mer ne saurait être *exclusif*, *qu'il est utilement modifié ou secondé* par l'association d'autres remèdes.

C'est surtout lorsqu'on a à combattre une maladie dont la cause n'est pas bien connue (la chlorose ou tout autre), et qu'il est possible d'attribuer à la présence des vers, qu'il convient d'employer les vermifuges *en même temps que les bains de mer*.

Mais je dirai en outre avec Godet, que quelques moyens auxiliaires ont été employés *pendant le cours des bains de mer*, dans le but de venir en *aide à l'action de ceux-ci et d'accélérer la*

disparition d'un symptôme important ;
ainsi , dans une métrorrhagie (hé-
morrhagie de la matrice), on a favo-
risé l'action des bains par des pilules
de ratanhia , d'extrait de kina et de
seigle ergoté ; dans des cas d'embarras
gastro-intestinal , de caractère chroniques , on a employé dans le même
but les pilules de bismuth et de gin-
gembre ; dans l'habitude de l'origine
tonsillaire on a associé aux bains de
mer le gargarisme alumineux de Ben-
nati et l'usage extérieur de l'huile de
crotontiglium.

Il est encore des médications spé-
ciales conseillées et employées avant
le commencement de la saison , et
dont on continue l'usage dans le
cours de celle-ci : l'infusion de hou-
blon, de rhubarbe concassée , le sirop
de kina , le sirop anti-scorbutique ,
la classe tout entière des ferrugineux
sont les moyens les plus usités de cette
thérapeutique spéciale , etc.

Il serait donc *souvent imprudent* de cesser tous les remèdes *quand on use des bains froids.*

Après être entré dans quelques considérations médicales relatives à l'époque de l'ouverture des bains, Godet observe judicieusement qu'il serait possible et avantageux d'établir, pour chaque année, l'époque des bains de mer depuis le 15 juin jusqu'au 15 octobre, et de diviser cet espace de temps en quatre périodes ou *saisons* d'un mois chacune, et, toutefois, on ne peut point entendre par là proscrire les bains qu'on serait dans le cas de conseiller plus tôt ou plus tard.

✿

7° Des effets primitifs et de réaction des bains de mer et leurs effets secondaires.

✿

Dès que l'on entre dans le bain,

on éprouve une sensation de froid qui
cesse d'autant plus vite qu'on est
moins long-temps à s'immerger tout-
à-fait , et il semble aussitôt qu'on
ait acquis un nouveau degré d'énergie. En effet , on peut dire que le
bain est instantanément *tonique* ; il est
fortifiant , mais il doit être de courte
durée , car la durée abusive du bain
affaiblit et occasionne beaucoup d'accidens. Godet observe à ce sujet que ,
si la méthode des bains courts offre moins d'attraits aux baigneurs ,
ils n'ont pas les inconvéniens nombreux de la méthode opposée , et
qu'elle est d'ailleurs la seule ration-
nelle et la seule prudente , la seule qui
puisse faire des bains de mer un agent
hygiénique et thérapeutique d'une efficacité incontestée. Floyer limitait
souvent leur durée à deux ou trois
minutes , et Klark, après lui, recommande, *dans tous les cas* , la briéveté
et *l'instantanéité* du bain froid.

Il est pourtant *certains cas morbides* qui obligent de porter à l'extrême le séjour des baigneurs dans la mer. Les bains de mer sont rigoureusement praticables depuis la première année de l'existence jusqu'à soixante-douze ou soixante-quinze ans ; mais dans le premier âge comme dans l'âge avancé il faut être très-prudent : il ne faut que *tremper* les enfans dans la mer , et les personnes âgées n'y demeureront pas au delà de trois à quatre minutes.

La durée des bains de mer , dit Godet., est pratiquement la plus importante de toutes les questions relatives à leur administration. Les observateurs allemands s'en tiennent tous à prescrire cette règle : *Ne pas attendre le second frisson.* Ce conseil est réellement trop vague pour guider tout le monde. J'ajouterai que quelques personnes sortent de l'eau sans avoir éprouvé de frisson , et pourtant , dans ce cas , le bain peut être trop long. Il me serait facile d'en citer plusieurs exemples ; je me borne à celui-ci : « Une dame , petite , » sèche et maigre , se baigna dix mi» nutes pour la première fois ; *elle se* » *trouva bien dans la mer* ; mais , re» venue dans sa tente, elle n'eut pas » de réaction , trembla , et éprouva » une grande syncope , etc. Le len» demain, un bain de *deux minutes* » fut pris par cette personne , avec » un sentiment de bien-être et de » réaction complète. »

On voit par cet exemple le danger qu'il y aurait souvent à ne sortir de l'eau qu'après l'apparition du premier frisson. La durée des bains doit donc être généralement fort courte ; il serait irrationnel , imprudent , de permettre , même aux personnes *munies d'embonpoint, inclinant vers la polyarcie lymphatique , et caractérisées par une obtusité marquée de la sensibilité*

nerveuse, de rester dans la mer au
delà de *vingt ou trente minutes*.

En sortant du bain, on s'aperçoit
que la peau est rouge ; quelquefois
même une éruption (de petits bou-
tons), qui n'a jamais rien de fâcheux,
s'y manifeste ; au léger frisson qu'on
ressent succède une chaleur agréable,
un sentiment de bien-être toujours sui-
vi, après chaque bain, d'un vif appétit
dont il faut se défier, car cet appétit,
souvent excessif, dit Godet, est un
écueil qu'on doit craindre, les bains
de mer n'activant pas dans la même
proportion la force digestive.

Les effets hygiéniques et thérapeutiques *secondaires* des bains de mer,
sont les modifications que l'organisme
en reçoit plus ou moins de temps après
la saison. On lit dans Godet le passage suivant : « Les effets secondaires
» constituent assez souvent, à eux
» seuls, toute la somme des effets
» hygiéniques et thérapeutiques des

» bains de mer. Des baigneurs avaient
» vu la saison se passer sans apporter
» d'amélioration ou de modification
» sensible dans les états morbides
» qu'ils étaient venus combattre , et
» désespéraient du succès qu'on était
» en droit de leur promettre. Ce n'é-
» tait que plus tard , après des se-
» maines et même des mois , qu'ils
» commençaient à entrer en posses-
» sion du bénéfice secondaire sur le-
» quel ils ne comptaient plus. » *De*
sceptiques qu'ils étaient , dit le docteur
Muhry , *ils reviennent fidèlement, l'an-*
née suivante , rapporter aux bains de
mer leur tribut de reconnaissance.

« C'est dans les affections utérines
» que surviennent les effets secon-
» daires les *plus imprévus.* Nombre
» d'exemples nous ont montré des
» femmes qui quittaient les bains de
» mer sans amélioration apparente ,
» et qui, dans les mois suivans, en-
» traient en possession d'une série

» d'effets bénéficiels sur lesquels elles
» ne comptaient plus ; elles voyaient
» successivement s'atténuer et dispa-
» raître quelquefois la série des symp-
» tômes généraux et locaux propres
» à leur maladie. »

Un bain par jour suffit, le plus ordinairement, et une saison suppose
qu'on a pris de vingt à vingt-cinq
bains de mer; elle en suppose de vingt-
cinq à trente, si l'on a permis de les
doubler quelquefois. Deux saisons
passées aux bains (c'est-à-dire pendant
le courant du même été) équivalent à
quarante ou cinquante bains. Il est
alors rationnel de mettre quelques
jours d'intervalle entre chaque saison.

⁂

8° Des règles hygiéniques et du régime des baigneurs.

⁂

Les baigneurs devront, autant qu'ils

le pourront, pour la conservation ou l'amélioration de leur santé, faire des promenades, tantôt à pied, tantôt à cheval, d'autres fois en voiture et en bateau. La danse modérée est un exercice qui leur sera aussi très-avantageux ; mais cet exercice nécessite bien des précautions.

L'alimentation des baigneurs sera généralement *corsée*, tonique et composée de substances animalisées et de vins généreux. On comprendra néanmoins qu'elle devra souvent être modifiée suivant les dispositions particulières des baigneurs, les maladies dont ils sont affectés, et les changemens qui peuvent survenir dans une foule de cas qu'on ne saurait spécifier.

9° **Des** maladies dans lesquelles les bains de mer sont utiles, et de celles auxquelles ils sont nuisibles.

༄

En parlant de l'influence de l'air et du séjour sur le rivage de la mer, j'ai mentionné une multitude de maladies dans lesquelles, je le dis maintenant, les bains sont extrêmement utiles ; ils le sont dans toutes celles qui y sont désignées, excepté les hydropisies, les leuco-phlegmasies, et l'œdème, qui réclament les bains chauds, et *particulièrement ceux de sable.* Je m'abstiendrai donc d'énumérer tous les cas particuliers, dont le nombre est fort grand chez les individus des deux sexes, qui nécessitent les bains de mer froids, que, le plus souvent, on devra faire précéder par quelques bains tièdes (j'ai démontré, sous ce rapport, les avantages de notre plage sablonneuse, où l'eau est à la fois, à des endroits peu distans les uns des autres, tiède, fraîche et froide); mais je ne saurais passer sous silence une autre erreur grave de MM. Hameau et Lalesque. « Toutes les personnes, disent-ils, affectées d'engorgemens chroniques des viscères de l'abdomen, désignés sous le nom vulgaire d'obstructions du foie, de la rate, *doivent s'abstenir des bains froids, parce qu'ils sont dangereux dans ce cas.* » Il est vrai que M. Lalesque ajoute : *Quand ils sont accompagnés de fièvre lente.*

Or, voici ce qu'un praticien exercé, ce qu'un médecin judicieux, qui a recueilli de nombreuses observations fort remarquables, dit des engorgemens viscéraux. Je vais copier textuellement :

« Plusieurs femmes, affligées par » de grands chagrins ou épuisées par » des parturitions (accouchemens)

4

» faites coup sur coup, affectées d'*ob-*
» *structions du foie ou de la rate* , avec
» douleur hépatique (douleur dans la
» région du foie) , dysménorrhée
» (écoulement difficile du flux mens-
» truel), et teint cachectique (teint
» altéré), sont venues aux bains de
» mer. L'abdomen avait acquis, chez
» elles, beaucoup de développement,
» à cause de la tuméfaction extrême
» de ces organes, qui débordaient les
» côtes, et que le palper appréciait
» avec la plus grande facilité. D'après
» les effets immédiats des bains de mer,
» qui consistent à refouler le sang de
» la circonférence au centre, nous dû-
» mes d'abord mettre dans leur usage
» autant de circonspection que possi-
» ble; mais nous espérions que ces ef-
» fets seraient suffisamment contreba-
» lancés par l'antagonisme de la réac-
» tion. Effectivement, après un certain
» nombre de bains, on voyait l'*habi-*
» *tus* extérieur s'améliorer, et les vis-

» cères malades commencer à se ré-
» tracter ; et , dans tous les cas , une
» diminution notable du volume des
» organes engorgés, la disparition de
» leur sensibilité, la sensation de bien-
» être inaccoutumé , et le retour des
» caractères extérieurs de la santé ,
» furent les résultats que les malades
» obtinrent d'une saison complète.

» De ces faits , et d'autres analo-
» gues qui étaient relatifs à des en-
» gorgemens viscéraux *tirant leur*
» *origine de fièvres intermittentes* pro-
» longées ou souvent renouvelées ,
» nous sommes portés à conclure que
» les bains de mer peuvent devenir
» aussi un excellent moyen altérant
» et apéritif, là où *l'on n'a pas l'habi-*
» *tude d'en réclamer l'application.* Leur
» action centrifuge est *préexcellente* ,
» dans les cas où le sang accumulé
» dans les organes y stagne , plutôt
» qu'il n'y est retenu par un état
» morbide fluxionnaire de leur tex-

» ture. R. Russel employait large-
» ment l'eau de mer à l'intérieur
» contre des affections de cette natu-
» re , et vantait déjà ses propriétés
» dissolvantes. »

J'ajouterai que c'est aussi à tort
qu'il a été dit que ceux qui sont sujets à des toux habituelles doivent
s'abstenir des bains. Cette proscription est beaucoup trop exclusive. Il
me serait facile de citer plusieurs cas
à l'appui de mon opinion; je me bor-
nerai à l'observation suivante, qui est
fort remarquable : « Une jeune per-
» sonne de dix-huit ans , de grande
» taille et de poitrine étroite , sou-
» mise à des causes morales conti-
» nuellement agissantes, ayant perdu
» un frère de la phthisie tuberculeu-
» se , toussait depuis deux mois. Cette
» toux de nature spasmodique , qui
» laissait les organes de la poitrine
» dans un état d'intégrité parfait ,
» avait un timbre guttural, faisait

» éprouver une grande fatigue à la
» poitrine, augmentait surtout vers
» le soir et avait amené un amaigris-
» sement sensible ; beaucoup de cal-
» mans avaient été employés vaine-
» ment contre elle. *Les bains de mer*
» *furent donnés très-courts* et surveillés
» avec soin. Sous leur influence, on
» vit presque instantanément la toux
» diminuer , puis entièrement dis-
» paraître. A la fin de la saison , la
» figure avait refleuri ; l'appétit, qui
» était nul, était revenu , en même
» temps qu'un degré d'embonpoint et
» de force générale. »

Dans les cas de toux dont je parle
ou autres analogues , les bains de
mer froids doivent être extrêmement
courts, et toujours précédés par quelques bains chauds ou tièdes, aussi *très-
abrégés.*

Voici, en général, les cas où ils ne
convient pas d'employer les bains de
mer , ou , du moins qui ne doivent

l'être qu'avec beaucoup de restriction.

1° Un haut degré de pléthore ; 2° une disposition apoplectique et hydro-céphalique (hydropisie qui occupe la tête) ; les congestions de tous genres de la tête et de la poitrine ; certains maux de tête ; 3° les anévrismes internes ; 4° une toux accompagnée de crachemens de sang ou une grande faiblesse de poitrine ; 5° des maladies accompagnées de fièvres pendant la grossesse ; 6° les affections organiques du bas-ventre ; l'enfance très-tendre et l'âge très-avancé ; 7° une atonie et une trop grande sensibilité de la peau ; 8° une faiblesse générale et un épuisement excessif du système nerveux avec éréthisme ; 9° les états morbides de sang (toute espèce de viciation , la corruption , l'âcreté , la décomposition) ; 10° une crainte extrême de la mer ; 11° les idiosyncrasies (les tempéramens) qui résistent à l'usage des bains froids , etc.

Quant à l'application des bains de mer dans l'état de grossesse , s'abstenir est la règle, se baigner est l'exception : le bain ne doit pas être pris, surtout dans la période primordiale de la grossesse. La proscription des bains de mer chez les nourrices n'est pas non plus absolue. L'apparition de tout flux périodique contre-indique les bains de mer. Il n'en est pas de même de la diarrhée qu'ils guérissent souvent au contraire, et qui , lorsqu'elle survient pendant le cours des bains, n'est ordinairement que *l'effet* d'une alimentation trop copieuse.

Je crois devoir terminer ce chapitre, en disant, comme M. Godet lui-même , que les effets hygiéniques et thérapeutiques des bains de mer, sont :

1° *Excitans* , *stimulans* , *toniques* dans les états asthéniques (états de faiblesse) de tous les âges , dans les maladies dont l'atonie et l'inertie des organes sont les traits principaux, dans

les névroses accompagnées d'affaiblis-
sement ou amenées par lui , dans les
paralysies , etc.;

2° *Résolutifs , fondans , dissolvans ,
dépuratifs* , dans les maladies scrofu-
leuses , le rachitisme , la chlorose, les
dermatoses (maladies de la peau) , les
engorgemens viscéraux, etc.;

3° *Sédatifs, calmans*, dans les né-
vralgies (douleurs nerveuses) , dans
les affections rhumatismales , les cé-
phalées (céphalée ou mal de tête violent et opiniâtre) , les affections du
système nerveux ganglionnaire , etc.

10° Des bains de mer chauds ou tièdes, et de l'arénation (bains de sable).

On administre *exclusivement* les
bains de mer chauds ou tièdes :
« 1° Aux enfans qui n'ont pas

» atteint leur deuxième année, qui
» toussent, qui, par suite de fai-
» blesse native ou morbide, n'ont au-
» cun caractère de réaction cutanée,
» et se présentant avec un teint bla-
» fard, des chairs flasques et des
» membres grêles ;

» 2° Aux vieillards, surtout à ceux
» qui sont très-affaiblis par les pro-
» grès de l'âge, par une grave affec-
» tion chronique ou par des chagrins
» prolongés, et à ceux qui *sont aux*
» *prises* avec un rhumatisme muscu-
» laire ;

» 3° Aux individus qui, effrayés
» au plus haut degré des bains de
» mer froids, ne peuvent se décider
» à les tenter : tel est le cas de quel-
» ques jeunes chlorotiques et de quel-
» ques femmes dyspeptiques (dont la
» digestion est habituellement mau-
» vaise), très-affaiblies au moral et au
» physique ;

» 4° A ceux qui reçoivent des

» premiers bains de mer froids une
» impression telle , qu'on est obligé
» de les leur faire cesser ;

» 5° A ceux pour lesquels on re-
» doute les effets de cette impression,
» eu égard à leur constitution et à la
» nature de leur maladie. Les indi-
» vidus suprêmement impressionna-
» bles et tourmentés par les variétés
» de la névropathie (douleur nerveu-
» se du foie), les jeunes femmes en-
» ceintes , celles qui toussent ou sont
» rhumatisées depuis une dernière
» couche ; les jeunes filles faibles et
» non menstruées sont dans cette ca-
» tégorie. La durée des bains de mer
» chauds ou tièdes se fixe progres-
» sivement depuis quinze minutes
» jusqu'à une demi-heure ou trois
» quarts d'heure, chez les grandes
» personnes , et depuis dix minutes
» jusqu'à quinze minutes chez les
» enfans. »

Plusieurs observations rapportées

par différens auteurs, et celles, quoiqu'en petit nombre, que j'ai recueillies, me portent à affirmer que les bains de sable (arénation), si propres à provoquer des sueurs, à stimuler généralement la peau quand tout autre moyen ne peut y parvenir, combattent très-avantageusement non seulement les douleurs rhumatismales, mais les hydropisies, certaines paralysies, l'excessif embonpoint ou polyarcie, et une foule d'autres affections.

La manière de prendre les bains de sable et les précautions qu'ils nécessitent étant connues de tout le monde, je ne donnerai aucune explication à cet égard.

Que de choses utiles j'aurais encore à dire sur la matière de cet écrit ! Mais puisse-t-il au moins, tout imparfait qu'il est, mériter l'approbation de mes confrères, et servir de *guide* aux baigneurs auxquels il est particulièrement destiné !

Puissé-je aussi moi-même recueillir chaque année assez de faits dans ma pratique personnelle, afin d'en dresser un tableau intéressant pour la science, et utile à mes confrères qui ne suivent pas ma carrière, mais qui conseillent les bains de mer à leurs malades !

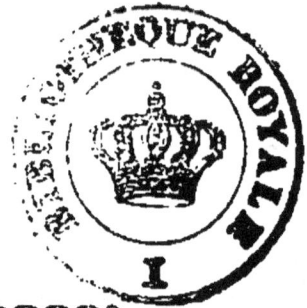

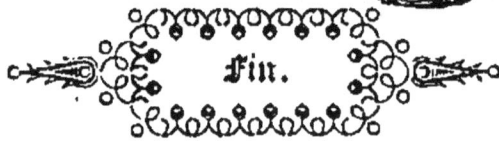

Fin.

www.ingramcontent.com/pod-product-compliance
Lightning Source LLC
Chambersburg PA
CBHW071255200326
41521CB00009B/1780